BEI GRIN MACHT SICH IHR WISSEN BEZAHLT

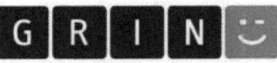

- Wir veröffentlichen Ihre Hausarbeit, Bachelor- und Masterarbeit

- Ihr eigenes eBook und Buch - weltweit in allen wichtigen Shops

- Verdienen Sie an jedem Verkauf

Jetzt bei www.GRIN.com hochladen und kostenlos publizieren

GRIN

Prävention für pflegende Angehörige

Andreas Herbolsheimer

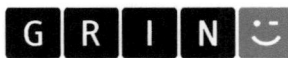

Bibliografische Information der Deutschen Nationalbibliothek:

Die Deutsche Nationalbibliothek verzeichnet diese Publikation in der Deutschen Nationalbibliografie; detaillierte bibliografische Daten sind im Internet über http://dnb.d-nb.de abrufbar.

ISBN: 9783346694584
Dieses Buch ist auch als E-Book erhältlich.

© GRIN Publishing GmbH
Nymphenburger Straße 86
80636 München

Druck und Bindung: Books on Demand GmbH, Norderstedt Germany
Gedruckt auf säurefreiem Papier aus verantwortungsvollen Quellen

Das vorliegende Werk wurde sorgfältig erarbeitet. Dennoch übernehmen Autoren und Verlag für die Richtigkeit von Angaben, Hinweisen, Links und Ratschlägen sowie eventuelle Druckfehler keine Haftung.

Das Buch bei GRIN: https://www.grin.com/document/1256601

Fallstudie

abgegeben am 26.03.2019

Modul: Spezielle Handlungsfelder der Prävention: Bewegung & Ernährung **(Aufgabenalternative 1)**

Studiengang: Prävention und Gesundheitspsychologie (M. Sc.)

Inhaltsverzeichnis

1. Einleitung

Ein Thema, das nicht nur in Deutschland, sondern weltweit immer weiter zunehmen wird, ist die Pflegebedürftigkeit von alten Menschen. Betrachtet man aktuelle Statistiken und Hochrechnungen des Statistischen Bundesamtes, sprechen die Zahlen für sich:

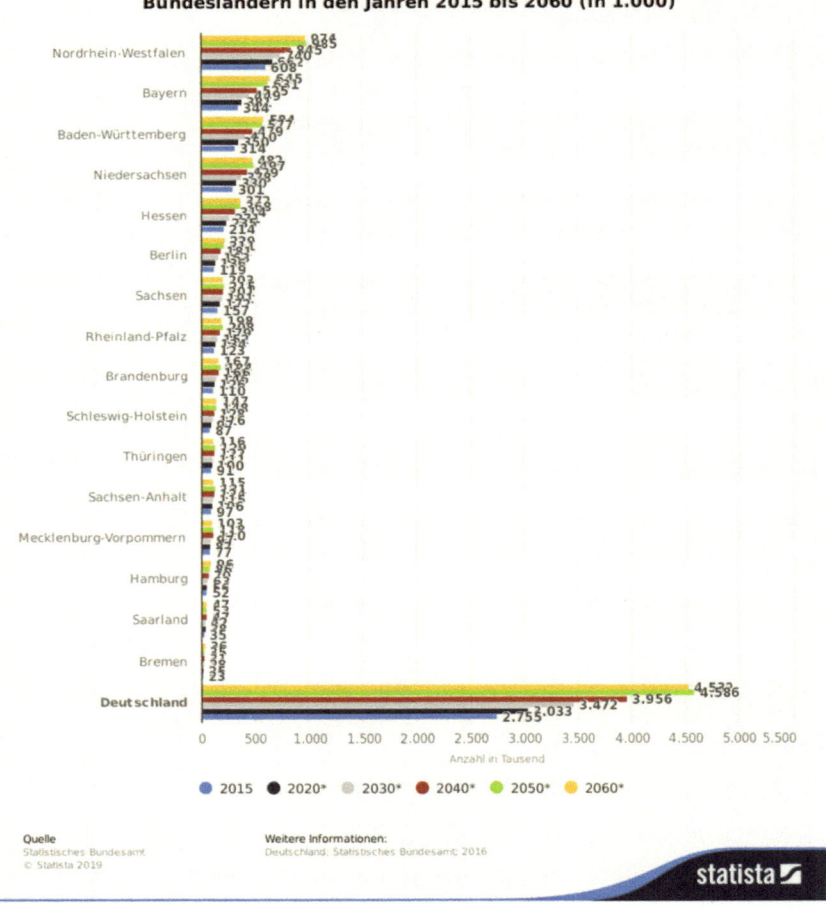

Abbildung 1: Prognostizierte Anzahl von Pflegebedürftigen in Deutschland nach den Bundesländern in den Jahren 2015 bis 2060 (in 1000); (Quelle: Statistisches Bundesamt).

Die Statistik zeigt eine Prognose des Statistischen Bundesamtes zur Entwicklung der Anzahl von Pflegebedürftigen in Deutschland nach Bundesland bis zum Jahr 2060. Gab es bei der Erhebung im Jahre 2015 noch knapp über 2,7 Millionen pflegebedürftige Personen im Sinne des Pflegeversicherungsgesetztes in Deutschland, so werden es bis zum Jahr 2060 voraussichtlich über 4,5 Millionen sein. Allein in Bremen könnte so die Zahl der Pflegebedürftigen von rund 23.000 im Jahr 2015 auf rund 36.000 im Jahr 2060 ansteigen. Neben einer starken Belastung des Sozialversicherungssystems geht es jedoch auch um die einzelnen Menschen, die im Alter noch angemessen behandelt und in Würde leben sollen. Aus diesem Grund ist es wichtig, dass bereits heute über einen angemessenen Umgang mit dieser gesellschaftlichen Herausforderung gesprochen wird, sowohl aus dem Blickwinkel der Pflegebedürftigen selbst, als auch aus dem der Sozialversicherungen.

Die Bevölkerung in Deutschland wird vor allem aufgrund verbesserter Lebensbedingungen, wozu der medizinische Fortschritt, eine bessere Hygiene und die Ernährung zählen, immer älter. Dementsprechend ist die Betreuung und Pflege älterer Menschen in unserer Gesellschaft eines der meistdiskutierten politischen Themen (Bold & Deußen, 2013, S. 11). Ein Punkt, der hierbei sehr wichtig ist und den Hauptteil dieser Fallstudie bildet, ist der Umgang mit den Angehörigen, welche die Pflege übernehmen. Nach der Continentale-Studie (2016) gaben etwa 74 % der befragten Personen an, am liebsten zu Hause gepflegt zu werden – bevorzugt durch persönliche Angehörige. Nach einer DAK-Umfrage (Abb. 2) klagten jedoch 73% der zwischen 40- und 59-Jährigen unter ihnen über psychische Überforderung. Über körperliche Überforderung berichtete ebenfalls mehr als jeder Zweite. Diese Belastungssituation kann sich bis zu mehreren Jahren hinziehen und die Betroffenen vor enorme Herausforderungen stellen. Aufgrund dieser Beobachtungen sind pflegende Angehörige eine relevante Zielgruppe für Gesundheitsförderung, da sie physisch und psychisch stark beansprucht sind und außerdem eine tragende Säule pflegerischer Versorgungsstrukturen darstellen. Es ist für sie von besonderer Notwendigkeit, durch einen gesunden Lebensstil die Bedingungen zu setzen, den kräftezehrenden Alltag gut zu bewältigen und gesund zu bleiben. Es stellt sich also die Frage, wie man am ehesten den anstehenden Herausforderungen begegnet, um allen Betroffenen möglichst gerecht zu werden. Dies möchte die vorliegende Arbeit am Beispiel eines Ernährungs- und Bewegungskonzeptes für die pflegenden Angehörigen erreichen. Der Fokus soll dabei auf deren Gesunderhaltung liegen mit dem Ziel, Pflegebedürftige möglichst lange zu Hause pflegen zu können. Von diesem Ziel profitieren sowohl die Betroffenen selbst, als auch das Sozialversicherungssystem.

Vor diesem Hintergrund geht es im Folgenden um die Idee einer gesetzlichen Krankenkasse, ein Kompaktseminar für pflegende Angehörige als Pilotprojekt zu starten, das im Anschluss ausgewertet werden soll. Es soll darum gehen, die Gesundheit der pflegenden Angehörigen durch Teilnahme an diesem Seminar zu erhalten oder zu verbessern, wobei es Ziel dieser Arbeit ist, ein dreistündiges Ernährungs- und Bewegungsmodul für dieses Seminar zu erstellen.

Der folgende Abschnitt zu den theoretischen Grundlagen klärt zunächst die Rahmenbedingungen der Zielgruppe und des Seminars, woraufhin im dritten Abschnitt das Seminarkonzept vorgestellt wird. Der vierte Abschnitt beschäftigt sich mit den Möglichkeiten zur Evaluation und wie der Praxistransfer der Module in den Alltag am besten gewährleistet werden kann. Den Schluss der Arbeitet bildet ein kurzes Fazit sowohl Empfehlungen für künftige Seminare.

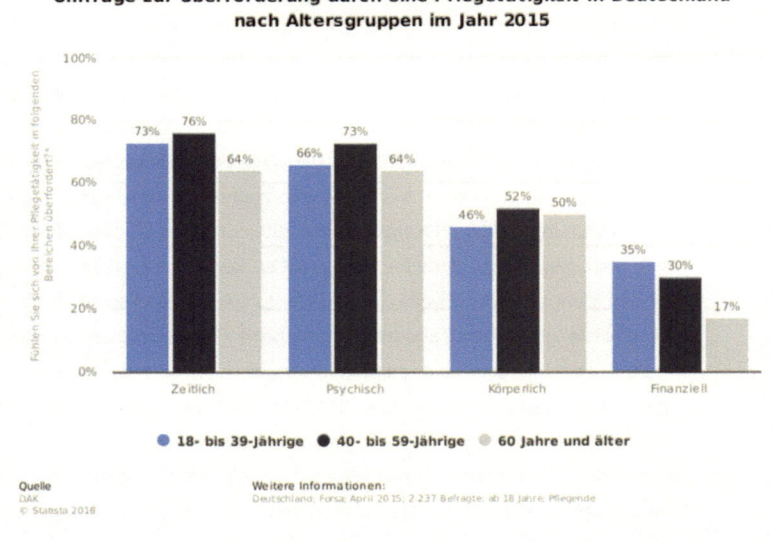

Abbildung 2: Umfrage zur Überforderung durch eine Pflegetätigkeit in Deutschland nach Altersgruppen im Jahr 2015; (Quelle: DAK, 2015).

2. Theoretische Grundlagen

Der folgende Abschnitt beginnt mit der Beschreibung der Zielgruppe der pflegenden Angehörigen, woraufhin die Konzeption des Seminars vorgestellt wird.

2.1 Begriffsbestimmung „Pflegende Angehörige"

Da die Funktion des pflegenden Angehörigen sehr komplex ist, wird sie zunächst im Folgenden näher erklärt: Wird in dieser Arbeit vom Personenkreis der pflegenden Angehörigen gesprochen, so ist damit die Definition von Segmüller, Zegelin und Schnepp (2017, S. 20-30) gemeint: „Menschen, die als nicht professionelle Bezugspersonen unentgeltlich im häuslichen Bereich für Pflegebedürftige tätig sind."

Der pflegende Angehörige ist eine Einzelperson, die die Pflege und Betreuung einer nahestehenden Person übernimmt. Diese Aktivitäten erfolgen in den meisten Fällen ehrenamtlich. Pflegende Angehörige sind von professionellen Pflegedienstleistern abzugrenzen. Die Aufgaben unterscheiden sich in sozialer, rechtlicher, finanzieller und pflegerischer Hinsicht. Der Begriff der Hauptpflegeperson betrifft in der Regel den pflegenden Angehörigen, der ständig präsent ist und die Pflegeverantwortung auf sich nimmt (Huber, 2009, S. 17). Die Versorgung und Betreuung eines Pflegebedürftigen sind sehr zeitintensiv, denn diese benötigen in vielfacher Hinsicht Unterstützung. Zu den Aufgaben, die in diesem Zusammenhang übernommen werden müssen, zählen beispielsweise die Bewältigung des Haushalts, die Organisation der Pflege, die Aufrechterhaltung der Mobilität des Gepflegten, Unterstützung bei Gesundheits- und Finanzfragen oder ggf. auch die Leistung finanzieller Unterstützung (berufundfamilie, 2012, S. 4). Die Gründe für die Übernahme der Pflege eines Angehörigen sind sehr unterschiedlich. In den meisten Fällen haben Pflegebedürftige und der Pflegende bereits vor Eintritt des Pflegefalls nahe zusammengelebt (Huber, 2009, S. 20).

Holuscha nennt drei Hauptgründe für die Übernahme der Pflegetätigkeit. Hierzu zählen sowohl moralische und finanzielle Motive als auch die Sozialisationsfunktion der Frau (Holuscha, 1992, S. 48f.).

Angehöriger und Pflegebedürftiger können auf eine gemeinsame Biografie und Beziehungsgeschichte zurückblicken. Dadurch ist die Pflege durch die Nähe und Beziehung zwischen den beiden betroffenen Personen geprägt. Dennoch können

Angehörige nicht den Pflegeumfang einer professionellen Pflegekraft ersetzen, denn meist fehlt ihnen neben der fachlichen Kompetenz die Zeit, den Angehörigen rund um die Uhr zu betreuen. Ebenfalls ist es für Angehörige oft sehr schwierig, sich mit den Themen Tod und Krankheit auseinanderzusetzen. Auch der sichtbare Verfall und die Tatsache, dass Schmerzen nicht oder nur teilweise gelindert werden können, erschüttert den Angehörigen. Es ist daher sehr ratsam, professionelle Hilfe in Anspruch zu nehmen (Herold, 2002, S.155 ff.).

Ferner wünschen sich Menschen häufig Unterstützung bei der Pflege ihrer Angehörigen, sowohl innerhalb als auch außerhalb der Familie. Im optimalen Fall können sie dabei auf ein Unterstützungsnetzwerk zurückgreifen, das medizinische und psychosoziale Hilfe anbietet. Laut Befragungsergebnissen der Kassler-Studie ist die Pflegebereitschaft der jüngeren Generation an das Vorhandensein eines Unterstützungsnetzwerkes geknüpft (Blinkert & Klie, 2004, S. 30).

Rund 66 Prozent der 40- bis 59-jährigen Befragten gaben außerdem an, sich aus Verbundenheit entschieden zu haben, selbst zu Hause zu pflegen (DAK, 2015). Dass das Pflegenetzwerk auch bei der häuslichen Pflege relativ groß ist, zeigt eine Umfrage der Techniker Krankenkasse (2014). Demnach teilen sich 54% der Angehörigen die Pflegeaufgaben mit anderen Angehörigen, inklusive Bekannten, Freunden oder Nachbarn. Die überwiegende Mehrheit pflegt dabei ein bis drei Stunden am Tag, jeder Vierte sogar ganze drei bis sechs Stunden (DAK, 2015). Je höher dabei der Grad der Pflegebedürftigkeit ist, desto höher ist auch die täglich benötigte Zeit für die Pflege.

Eine Erhebung durch die DAK (2015) betrachtete die Verbreitung von Muskel-Skelett-Erkrankungen bei pflegenden Angehörigen in Deutschland im Vergleich zu Nicht-Pflegenden im Jahr 2015. In diesem Jahr litten rund 16 Prozent der pflegenden Angehörigen unter Muskel-Skelett-Erkrankungen, wohingegen nur 11 Prozent der Vergleichsgruppe diese Erkrankung angab. Jeder Dritte ist der Ansicht, dass die eigene Gesundheit durch die Pflege angegriffen würde und über 60 Prozent sprechen davon, dass sie die Pflege viel ihrer eigenen Kraft kosten würde. Auch die ständige Verpflichtung, in dauernder Bereitschaft sein zu müssen, ist für mehr als die Hälfte der Befragten eine große Belastung (TK, 2014). Aufgrund dieser erschreckenden Zahlen wird deutlich, dass es durchaus Sinn macht, ein angepasstes Bewegungs- und Ernährungskonzept zur Gesunderhaltung der Pflegenden einzusetzen, welches im Folgenden genauer erläutert wird.

2.2 Konzeption des Seminars

Ziel ist es, im Auftrag des Instituts für Qualitätssicherung in Prävention und Rehabilitation GmbH an der SPH Fernhochschule und einer gesetzlichen Krankenkasse ein Ernährungs- und Bewegungskonzept zu erstellen, das insgesamt eine Dauer von drei Stunden hat. Da beide Module gleichermaßen wichtig sind, soll für beide gleich viel Zeit zur Verfügung stehen, also 90 Minuten. Das Ernährungsmodul wird als Präsentation vor dem Plenum der sechzig Personen stattfinden und den Titel „Grundlagen einer gesunden Ernährung" tragen. Für den Vortrag wird ein Vortragsredner gewonnen, der sich sehr gut mit Ernährung auskennt, beispielsweise ein Ernährungswissenschaftler, spezialisierter Arzt oder Gesundheitspsychologe, Diätassistent oder Ernährungsberater.

Für den Bewegungsteil gilt: die thematische Auseinandersetzung mit Bewegung erfordert immer eine Dreigliedrigkeit von Selbsterfahrung (Praxis), theoretischer Fundierung und Reflexion, um neue Erfahrungsmomente nachhaltig verändern zu können. Da kurzfristige, also ein- oder zweitägige Veranstaltungen in der Regel den Fokus auf anwendungsbezogene Inhalte legen, soll auch hier der Anwendungsteil nicht zu kurz kommen (Krus, 2018, S. 80f.). Daher wird das zweite Modul in zwei Blöcke á 45 Minuten aufgeteilt, wobei der erste mit einer Theorievermittlung zu „Bewegung und Risiken des Bewegungsmangels" beginnt und der zweite eine praktische Bewegungsberatung darstellt. Die BZgA (2017, S. 62) schreibt hierzu: „Aufgrund der vorliegenden Evidenz kann Bewegungsberatung als Ansatz der Bewegungsförderung in unterschiedlichen Lebenswelten empfohlen werden. Schon kurze Interventionen können etwas bewirken (…)."

Da die Bewegung die grundlegende Auseinandersetzungsform des Menschen mit seiner umgebenden Umwelt darstellt, bringen alle Teilnehmer umfangreiches Erfahrungswissen mit, das biografisch unterschiedlich geprägt ist. So ist für einige Bewegung eine Quelle des Wohlbefindens und der Selbstbestätigung, andere verbinden damit den institutionalisierten Sport und negative Erlebnisse aus der Zeit des schulischen Sportunterrichts. Im letzten Fall wird Bewegung als Zwang wahrgenommen und dies kann sich auch auf die Bereitschaft, Bewegung in den Alltag zu integrieren, auswirken. Das biografisch erworbene Erfahrungswissen kann jedoch durch neue Bewegungsaktivitäten überformt bzw. umgedeutet werden, sodass dem praktischen Anteil im Seminar die Aufgabe zukommt, positive Bewegungserfahrungen zu ermöglichen (Krus, 2018, S. 37).

Der Bewegungsblock wird von Physio-/Sporttherapeuten oder Fitnesstrainern durchgeführt, von denen jeder eine Kleingruppe betreut. Den Vortrag über Bewegung, der zuvor stattfindet, kann entweder von einem der Therapeuten oder einem Sportwissenschaftler gehalten werden. Da das Kompaktseminar in einem Hotel stattfindet, in dessen Umgebung sich mehrere Rehakliniken befinden, wird versucht, bei ihnen das nötige Fachpersonal zu gewinnen. Zur Auswertung werden den Seminarteilnehmern Fragebögen ausgehändigt, doch dazu mehr im Teil „Evaluation".

Je nach Konzeption des restlichen Kompaktseminars können beide Module direkt im Anschluss aneinander stattfinden, beispielsweise von 9.00 – 12.00 oder von 13.00 – 16.00 Uhr, oder der erste Block auf den Vormittag und der zweite Block auf den Nachmittag gelegt werden.

3. Ablauf und Inhalte des Seminars

Im Folgenden wird der genaue Ablauf des Seminars vorgestellt, beginnend mit dem Block „Ernährung", an den sich der Block „Bewegung" anschließt.

3.1 Modul „Ernährung"

Wichtig bei der Vermittlung der Ernährungsrichtlinien und der wissenschaftlichen Erkenntnisse ist es, dass diese nicht für ein akademisches Publikum aufbereitet werden und zu abstrakt daherkommen. Der Vortrag richtet sich an die Allgemeinheit, da es sich bei den pflegenden Angehörigen um eine sehr heterogene Zielgruppe aus den unterschiedlichsten Personen handelt. Der Vortrag sollte also dem Anspruch der Wissenschaftlichkeit genügen, jedoch nach außen hin nicht zu akademisch kommuniziert werden und seine Praxistauglichkeit und einfache Umsetzung in den Alltag betont werden. Soweit möglich, sind die Zuhörer miteinzubeziehen, beispielsweise durch Fragen an sie. Um einen Transfer in den Alltag zu erzielen, wird darüber hinaus zu Beginn der Veranstaltung ein Handout ausgehändigt, das die Inhalte zusammenfasst und praktische Tipps zur Umsetzung in den Alltag gibt. Dieses können die Seminarteilnehmer dann immer wieder im Alltag als Gedächtnisstütze oder Nachschlagewerk verwenden. Es enthält unter anderem die 10 Regeln einer gesunden Ernährung nach der DGE sowie das Schulungsmodell der dreidimensionalen DGE-Lebensmittelpyramide, die aus einem Faltblatt von den Teilnehmern selbst gebastelt wird (siehe Abschnitt 3); (DGE; Müller & Streicher, 2015, S. 37f., S. 41f.). Auch Ernährungsrichtlinien wie Abbildung 7 im Abbildungsverzeichnis könnten im Handout enthalten sein.

1. Der eigentliche Vortrag beginnt mit einem „Eisbrecher":

Hier sollen die Teilnehmer kurz reflektieren, als wie gesund sie ihre eigene Ernährung einschätzen, ob sie bereits eher gesund leben oder ob es noch breiten Spielraum zur Verbesserung gibt. Als Einstieg eignet sich außerdem die Definition von Lendner (2015, S. 10) zur Ernährung: „Bereits von frühester Kindheit an wird ein jeder von uns durch seine Familie oder andere Bezugspersonen mit Riten, Gewohnheiten, Sitten, überlieferten Bräuchen, religiösen Verpflichtungen, Verboten etc. rund um das Thema Essen und Trinken vertraut gemacht und lernt außerdem, dass Essen Lust, Genuss und Gemeinschaft bedeutet." Hier lernen die Zuhörer gleich am Anfang, dass die Ernährung nichts Objektives, sondern etwas Subjektives und Erlerntes ist.

2. Überblick über die Makronährstoffe:

Es wird überblickartig über die Makronährstoffe Kohlenhydrate, Eiweiß und Fett referiert. Dabei wird beispielsweise auf die Wichtigkeit von Kohlenhydraten als Energiequelle des Organismus, Eiweiß als Strukturmaterial sowie Fett für die Elastizität der Zellmembranen hingewiesen. Zur Veranschaulichung werden Lebensmittel zu jeder Kategorie vorgestellt, zum Beispiel Brot und Kartoffeln für die Kategorie der Kohlenhydrate, Milch, Fleisch und Linsen als Eiweißspender sowie Öle als Fettspender (Daniel & Rehner, 2010, S. 217-275; Ebermann & Elmfada, 2011, S. 9-18).

3. Die 10 Regeln für eine vollwertige Ernährung und D-A-CH-Referenzwerte:

Die Deutsche Gesellschaft für Ernährung (kurz: DGE) hat auf der Basis aktueller wissenschaftlicher Erkenntnisse zehn Regeln formuliert, die dabei helfen, genussvoll und gesund zu essen. Diese werden hier vorgestellt. Außerdem wird kurz über die D-A-CH-Referenzwerte für die Nährstoffzufuhr referiert. Die Regeln lauten (Müller & Streicher, 2015, S. 41; Hages & Schubert, 2017, S. 12-21; S. 64-67):

- Die Lebensmittelvielfalt genießen
- Reichlich Getreideprodukte sowie Kartoffeln
- Gemüse und Obst – „nimm 5 am Tag".
- Milch und Milchprodukte täglich, Fisch ein- bzw. zweimal in der Woche, Fleisch, Wurstwaren sowie Eier in Maßen
- Wenig Fett und fettreiche Lebensmittel

8

- Zucker und Salz in Maßen
- Reichlich Flüssigkeit
- Schonend zubereiten
- Sich Zeit nehmen und genießen
- Auf das Gewicht achten und in Bewegung bleiben.

Die Regeln gibt es als Informationsbroschüre von der DGE. Sie werden den Teilnehmern ins Handout zum besseren Transfer in den Alltag gereicht. Es kann weiterhin auf Soll- und Istwerte bei der Bevölkerung hingewiesen werden, beispielsweise, dass von den 400 g Gemüse und 250 g Obst am Tag 87 Prozent der Befragten laut der Nationalen Verzehrsstudie II (NVSII) nicht auf diesen Wert kommen (Müller & Streicher, 2015, S. 43). Auch interessant ist der Hinweis auf eine falsche Einschätzung von Gesundheitsrisiken: Zwar werden die Lebensmittel allgemein als sehr sicher beurteilt, aber auf die Frage nach den Risiken in Verbindung mit der Ernährung liegen Rückstände von Pestiziden sowie verdorbene Lebensmittel bei drei Viertel der Befragten ganz vorn. Eine einseitige Ernährung und zu viel Essen erscheint den meisten weniger riskant, obgleich hier die weitaus größeren Gefahren für die eigene Gesundheit liegen. Ebenfalls macht es Sinn aufzuzeigen, wie ein vernünftiger und moderater Alkoholkonsum aussieht, der nicht der Gesundheit schadet, sondern sie sogar verbessern kann (Hages & Schubert, 2017, S. 61ff.).

4. Umsetzung im Alltag:

Zur einfachen Umsetzung im Alltag wird auf den DGE-Ernährungskreis Bezug genommen (DGE; Müller & Streicher, 2015, S. 37f.):

Anmerkung der Redaktion: Die Abbildung wurde aus urheberrechtlichen Gründen entfernt.

Abbildung 3: DGE-Ernährungskreis (Quelle: Deutsche Gesellschaft für Ernährung e. V., zugegriffen am 14.03.19 15:08) https://www.dge.de/ernaehrungspraxis/vollwertige-ernaehrung/ernaehrungskreis/#)

Der DGE-Ernährungskreis bietet eine einfache und schnelle Orientierung für eine gesundheitsbewusste Lebensmittelauswahl:

- Wählen Sie aus allen 7 Lebensmittelgruppen.
- Berücksichtigen Sie das dargestellte Mengenverhältnis der Gruppen zueinander.

- Nutzen Sie die Lebensmittelvielfalt den einzelnen Gruppen.

Insgesamt kommt es auf die Wochenbilanz an. Ist die Zusammenstellung an einem Tag nicht ausgewogen, kann dies an den folgenden Tagen mit einer bewussten vollwertigen Auswahl ausgeglichen werden.

Die „**Getränke**" stehen im Zentrum des DGE-Ernährungskreises und bilden mit einer täglichen Trinkmenge von rund 1,5 Litern mengenmäßig die größte Lebensmittelgruppe.

Pflanzliche Lebensmittel befinden sich in den Gruppen „**Gemüse und Salat**", „**Obst**" sowie „**Getreide, Getreideprodukte und Kartoffeln**". Sie sind die Basis einer vollwertigen Ernährung und liefern Kohlenhydrate, Vitamine, Mineralstoffe, Ballaststoffe und sekundäre Pflanzenstoffe.

Tierische Lebensmittel aus der Gruppe „**Milch und Milchprodukte**" sowie der Gruppe „**Fleisch, Wurst Fisch, und Eier**" ergänzen in kleineren Portionen den täglichen Speiseplan. Sie versorgen den Körper mit hochwertigem Protein, Vitaminen und Mineralstoffen.

Bei der Gruppe der „**Öle und Fette**" ist vor allem die Qualität entscheidend. Pflanzliche Öle liefern wertvolle ungesättigte Fettsäuren und Vitamin E.

Möglich wäre es auch, den Teilnehmern einige leicht zuzubereitende, gesunde Rezepte mit ins Handout zu legen, um die praktische Umsetzung zu erleichtern.

Hiermit endet der Vortrag zur Ernährung und die Teilnehmer finden sich mit den Trainern in Kleingruppen für den Bewegungsteil zusammen.

3.2 Modul „Bewegung"

Um auch den Bewegungsteil sehr hochwertig zu gestalten, wurden die Qualitätskriterien berücksichtigt, die die BZgA (2017, S. 65) als Empfehlungen zur erfolgreichen Umsetzung von Maßnahmen zur Bewegungsförderung bei Erwachsenen gibt: (1) Eine theoretische Fundierung der konkreten Maßnahmen, (2) die angemessene Qualifizierung des für Bewegungsberatungen zuständigen Personals und (3) die Multidimensionalität des Interventionsansatzes durch die Verwendung verschiedener Strategien zur Bewegungsförderung (Mehrkomponentenansätze). Für das Bewegungsmodul ist, wie für das Ernährungsmodul, ein Zeitfenster von 90 Minuten vorgegeben, welche in zwei Teile á 45 Minuten aufgeteilt werden. Der erste Teil stellt dabei eine theoretische Einführung in die Bewegung für Menschen im mittleren Erwachsenenalter und deren Notwendigkeit dar. Der zweite Teil ist praktischer Natur und enthält eine Bewegungsschulung.

3.2.1 Theorieteil des Bewegungsmoduls

Auch wenn es generell Sinn macht, bei einer geplanten Verhaltensänderung hin zu mehr Gesundheitsverhalten auf empirisch fundierte Modelle, wie das Health Action Process Approach-Modell (HAPA) von Schwarzer (2004, S. 91) und wichtige psychologische Konstrukte wie dem der Selbstwirksamkeit einzugehen, bietet das Seminar nicht die geeigneten Rahmenbedingungen dafür. Es ist von der zeitlichen Dauer her zu kurz ausgelegt und der heterogenen Zielgruppe sollen die Informationen nicht zu „hochgestochen" und wissenschaftlich vermittelt werden.

Als Einstieg eignet sich stattdessen der Hinweis auf die Gefährlichkeit eines bewegungsarmen Lebensstils und das übermäßige Sitzen. Selbst in der Fachliteratur ist nun häufig von Äußerungen wie „Sitzen sei das neue Rauchen" die Rede und Bücher in der englischsprachigen Literatur tragen Titel wie „Get Up" (Levine, 2014, S. 70f; MacVean, 2014; Starrett, 2016). Doch das viele Sitzen begünstigt nicht nur eine schlechte Haltung, Rückenschmerzen und Übergewicht, es gibt auch Hinweise, dass es die kognitive Leistung einschränkt (Brunner, Hillsdon, Marmot & Singh-Manoux, 2005, S. 2252-2258) und sogar die Lebenserwartung verkürzt (Rabast, 2018, S. 50).

Die Teilnehmer sollen stattdessen lernen, dass sie für die Erhaltung ihrer Gesundheit selbst sehr viel tun können und sollen. Willdor Hollmann schreibt als Vorwort des Buches *Move for Life* (2014): „Heute kann man feststellen: Gäbe es ein Medikament, welches wie ein körperliches Training dessen Konsequenzen hinsichtlich Stoffwechsel, Kreislauf und Strukturen in sich vereinigen würde – es würde als das „Medikament des Jahrhunderts" bezeichnet." Daraufhin zitiert er Demokrit: „Die Menschen erbitten sich Gesundheit von den Göttern. Dass sie aber selbst Gewalt über ihre Gesundheit haben, wissen sie nicht." Derart eingängige Zitaten bieten sich an, den Seminarteilnehmern die Eigenverantwortung aufzeigen, die sie selbst für sich haben und die Notwendigkeit, aktiv zu werden.

Die Forschung, die sich mit der Auswirkung regelmäßiger körperlicher Aktivität auf die Gesundheit befasst, belegt mittlerweile anhand zahlreicher epidemiologischer Studien die positive primär- und sekundärpräventive Wirkung von Sport auf eine Vielzahl verschiedener Krankheitsbilder (Hegar, 2017, S. 10). Die WHO (2010, S. 7f.) spricht in diesem Zusammenhang von Bewegungsmangel als viertgrößtem Risikofaktor für die globale Sterblichkeitsrate und rät 18-64-Jährigen zu einer wöchentlichen körperlichen Aktivität im moderaten, aeroben Bereich von mindestens 150 Minuten oder einer hohen Belastung von 75 Minuten. Für einen zusätzlichen gesundheitlichen Nutzen sollten die Zeitspannen sogar verdoppelt werden. Einzelne Aktivitäten sollen dabei eine Dauer von zehn Minuten aufweisen. Aktivitäten zur Kräftigung der Hauptmuskelgruppen werden darüber hinaus mindestens zweimal wöchentlich empfohlen. Körperliche Aktivität wird dabei definiert als „[...] eine motorische Aktivität [...], die mit einem gesteigerten Energieverbrauch einhergeht" (Bühne, 2016, S. 9; BZgA, 2017, S. 27-32).

Die Deutsche Gesellschaft für Sportmedizin und Prävention (DGSP) rät Einsteigern und Wiedereinsteigern generell zur ärztlichen Untersuchung, um mögliche Vorerkrankungen und Risiken zu identifizieren. Es soll jedoch den Teilnehmern, die gesundheitliche Probleme haben, Mut gemacht und gezeigt werden, dass Krankheiten oft kein Hindernis zum Sport treiben darstellen, sondern diesen oft noch nötiger machen. Dabei kann beispielsweise auf die Herzinsuffizienz eingegangen werden, die früher eine Indikation zur körperlichen Schonung war. Seit Jahren ist jedoch belegt, dass das Gegenteil, also ein dosiertes Training zu einer Besserung der kardialen Funktion führt und Morbidität und Mortalität senkt. Ähnliches gilt bei Diabetes, in der Onkologie, u.v.a. (Bachl, Löllgen & Wismach, 2018, S. 129ff.).

Es werden außerdem kurz die nach der Trainings- und Bewegungswissenschaft sowie Sportmedizin fünf motorischen Hauptbeanspruchungsformen Ausdauer, Kraft, Beweglichkeit, Schnelligkeit und Koordination erklärt und Beispiele dazu gegeben, wie das Joggen oder Schwimmen. Betont wird dabei vor allem das Kraftausdauertraining, da es einer im zunehmenden Alter auftretenden Kraftabnahme entgegenwirkt und das größte Anpassungspotential für gesundheitsrelevante Parameter bietet (Hegar, 2017, S. 21).

Besonders hervorgehoben wird jedoch der Wert der Alltagsbewegung. Diese kann, wie im Folgenden klar wird, von allen optimiert werden und erfordert kein Neulernen irgendeiner Sportart. Selbst sportlich desinteressierte Seminarteilnehmer erfahren so, wie sie Risikofaktoren drastisch reduzieren und ihre Gesundheit signifikant verbessern können. Bowman (2016, S. 13f.) veranschaulicht dies mit einer Woche, die 168 Stunden hat. Würde man davon zwei bis drei Stunden trainieren und sonst nur das Auto oder öffentliche Verkehrsmittel zur Fortbewegung nutzen, so würde man lediglich 1,19 bis 1,79 Prozent seiner Gesamtzeit (und damit seines natürlichen Bewegungspotenzials) voll ausschöpfen. Ein Mangel an Bewegung lässt sich dadurch nicht kompensieren

(Alter, Bajaj, Biswas, Faulkner, Mitchell, Oh & Silver, 2015, S. 123-132; Starrett, 2016, S. 7, S. 11ff., S. 17).

Starrett (2016, S. 27) drückt es so aus: „Es führt kein Weg daran vorbei: falls Sie ein langes, gesundes und schmerzfreies Leben möchten, müssen Sie sich über den Tag hindurch bewegen."

Hierfür können auch Schaubilder wie die Abbildung 4 gezeigt werden, um die Vorteile einer körperlichen Bewegung zu veranschaulichen.

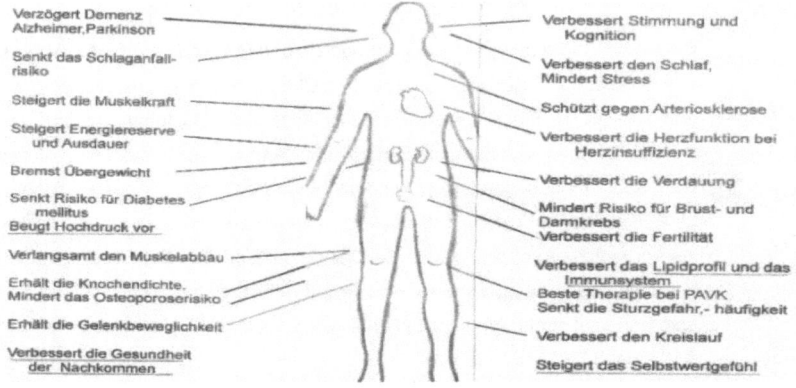

Abbildung 4: Auswirkungen der körperlichen Aktivität auf die Organe. (Quelle: Bachl, Löllgen & Wismach, 2018, S. 128).

Es wird außerdem der Vorschlag gemacht, sich ein Fitnessarmband zuzulegen, das zum Erreichen der empfohlenen 10.000 Schritte täglich motiviert und das Umsetzen von mehr Bewegung in den Alltag erleichtert. So schreibt die BZgA (2017, S. 63): „Empfehlenswert ist in diesem Zusammenhang zudem die Verbindung der Beratung mit konkreten Maßnahmen der Aktivierung, insbesondere die Verwendung von Schrittzählern."

Mit diesen Ausführungen schließt der Theorieteil und die Kleingruppen finden sich mit je einem Trainer in separaten Räumen ein. Alternativ ließen sich auch die Stühle des großen Saals entfernen und die Kleingruppen mit ausreichend Abstand zueinander gecoacht werden.

3.2.2 Praxisteil des Bewegungsmoduls: Bewegungsberatung

Die Teilnehmer teilen sich in fünf Kleingruppen á 12 Personen auf, wobei jede dieser Gruppe einen eigenen Trainer zugeteilt bekommt. Die Reduktion der Gruppengröße vom Plenum auf die Kleingruppen wirkt sich positiv auf die Berücksichtigung individueller Bedürfnisse und die Heterogenität der Teilnehmer in Bezug auf individuelle Vorerfahrungen, Wissen sowie Reflexionsmöglichkeiten aus (Krus, 2018 S. 81).

Die Teilnehmer werden ermutigt, bestehende Sportprogramme fortzusetzen bzw. neue zu beginnen, jedoch liegt der Fokus des Bewegungsteils auf der Vermittlung alltäglicher Bewegungen und korrekter anatomischer Abläufe, von denen die Teilnehmer unmittelbar profitieren. Dies wäre im Sinne der BZgA (2017, S. 62) als Bewegungsberatung zu verstehen, also als eine gezielte Anleitung zur Bewegung. Ein Beispiel dafür wäre es, den Teilnehmern die Neutralstellung der Wirbelsäule zu zeigen, also wie man aufrecht und stabil steht (Abb. 5) oder rückenschonend Gegenstände vom Boden aufhebt. Ilano und Low (2017, S. 9-12) beschreiben außerdem die Vorteile einer guten Körperhaltung als Steigerung des Selbstbewusstseins, des allgemeinen Wohlbefindens, der Atemmechanik und des Energiehaushalts.

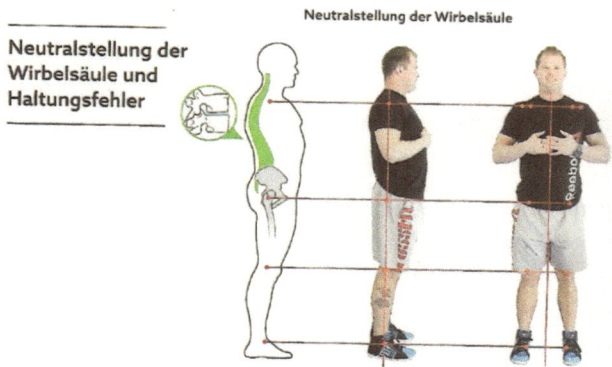

Abbildung 5: Neutralstellung der Wirbelsäule (Quelle: Starrett, 2018, S. 34).

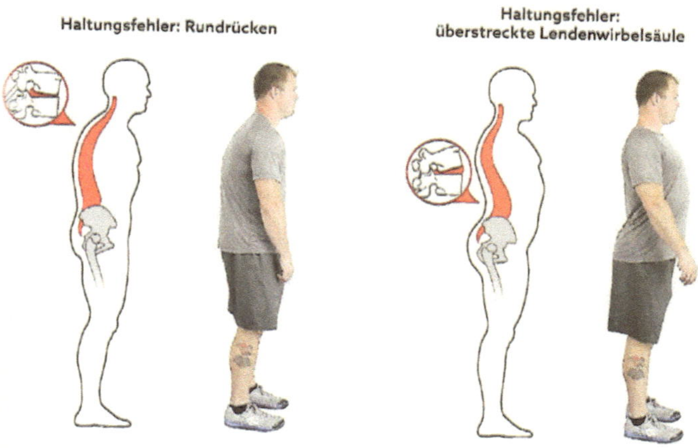

Haltungsfehler: Rundrücken

Haltungsfehler: überstreckte Lendenwirbelsäule

Abbildung 6: Häufige Haltungsfehler: Rundrücken und Hohlkreuz (Quelle: Starrett, 2018, S. 35).

Es werden die Empfehlungen ausgesprochen, sich im Alltag so viel wie möglich zu bewegen, indem beispielsweise die Treppen statt des Aufzugs genommen werden oder auf dem Weg zur Arbeit eine Haltestelle früher ausgestiegen und der Rest zu Fuß zurückgelegt wird. Nach Bowman (2016, S. 26) reicht es allerdings nicht, sich einfach mehr zu bewegen, sondern man müsse sich auch „besser" bewegen. Hier setzen die Übungen zur Haltungskorrektur an - wie hier beispielhaft abgebildet - welche der alltäglichen Bewegung eine gute Qualität verleihen.

Nachdem geübt wurde, wie man sich mit guter Haltung steht, sitzt, läuft und Dinge vom Boden aufhebt, werden einfache Übungen gezeigt, die zwischendurch immer wieder gemacht werden können. Wie bereits geschildert, ist es durch Trainingseinheiten nach Feierabend nicht möglich, stundenlanges Sitzen einfach ungeschehen zu machen. Muskulatur und Gewebe adaptieren sich an Positionen, die die meiste Zeit eingenommen werden. Daher wird die Empfehlung ausgesprochen sich, wenn möglich, ein Stehpult zuzulegen, oder zumindest alle zwanzig bis dreißig Minuten vom Schreibtisch aufzustehen und eine zweiminütige Bewegungsübung zu machen (Starrett, 2016, S.195). Dies deckt sich auch mit den Empfehlungen der BZgA (2017, S. 62), die empfiehlt, regelmäßig Bewegungspausen einzulegen. Diese lassen sich auch im Büroalltag sehr gut einrichten und erhöhen nebenbei sogar die Konzentrationsfähigkeit. Es gibt hierfür bereits Timer als Handy-Applikationen, die als Erinnerungshilfe dienen. Viele Übungen bieten sich dafür an, die Abbildungen 7 und 8 im Abbildungsverzeichnis dienen lediglich als Beispiel. Wie von der BZgA (2017, S. 61) empfohlen, kann dadurch die häusliche, als auch die betriebliche Lebenswelt bewegungsreicher gestaltet werden.

Der Einbau von mehr Bewegung in den Alltag erfordert keine große Umstrukturierung des Tagesablaufs, hat aber enorm positive Auswirkungen auf die Gesundheit und das allgemeine Wohlbefinden. Statt den Seminarteilnehmern komplizierte Übungen oder schwierig in den Alltag Umzusetzendes zu zeigen, das sie nach dem Seminar vermutlich kaum anwenden, wurden hier einfach umzusetzende Empfehlungen gegeben, die von jedem beherzigt werden können, der ernsthaft an mehr Gesundheit oder an deren Erhaltung interessiert ist.

4. Evaluation des Seminars und Transfer in den Alltag

Im Folgenden soll es darum gehen, das Seminar auszuwerten und zu sehen, wie zufrieden die Seminarteilnehmer damit waren, um es ggf. anzupassen und zu modifizieren. Auch wird es darum gehen, was gemacht werden kann, damit die Inhalte von den Teilnehmern gut aufgenommen und in ihrem Alltag angewendet werden, da dies letztendlich den ausschlaggebenden Punkt für das Gelingen des Seminars darstellt.

4.1 Evaluation

Die Evaluation findet mithilfe von Fragebögen statt. Es besteht die Möglichkeit, das Ausfüllen der Fragebögen entweder separat durchzuführen, also den ersten gleich nach dem Ernährungsmodul und den zweiten nach dem Bewegungsmodul oder beide erst zum Schluss. Da ein relativ eng gesteckter zeitlicher Rahmen besteht, wäre die bessere Lösung vermutlich das Aushändigen der Fragebögen ganz am Ende. Abgefragt werden soll die Gesamtzufriedenheit mit dem dreistündigen Seminar sowie den beiden Modulen einzeln sowie die Zufriedenheit mit den Referenten und Trainern, den Inhalten, dem zeitlichen Ablauf, die Atmosphäre und wie viel Input man mit in den Alltag nehmen kann.

Als Fragebogenskala bietet sich beispielsweise eine 5-stufige Likert-Skala mit den Endpunkten „sehr zufrieden" und „sehr unzufrieden" an. Der Fragebogen selbst soll von einem Mitarbeiter oder externen Dienstleister entworfen werden, der in der empirischen Forschung versiert ist, da es viel zu beachten gilt, was einen guten Fragebogen ausmacht. So soll er von den Fragen und Antworten her einfach, kurz und konkret formuliert sein und keine Fremdworte und unverständlichen Begriffe enthalten. Weiterhin sollen die Fragen nicht suggestiv sein, semantisch weder positiv noch negativ befrachtet und nicht hypothetisch sein; sie sollen die Befragungsperson nicht überfordern, aber auch nicht trivial klingen; Fragen sollten eindeutig sein und nicht mehrere Stimuli oder doppelte Verneinungen enthalten (Porst, 2014, S. 99).

Nach Ende des Seminars füllen die Teilnehmer dann die Fragebögen aus und legen sie zusammengefaltet zurück, damit ihre Anonymität gewährleistet wird. Daraufhin werden sie gesammelt und statistisch ausgewertet, beispielsweise durch Microsoft Excel, wobei den fünf Antwortmöglichkeiten je eine Ziffer zugeordnet wird, was eine einfache Auswertung ermöglicht. Das Ergebnis dieser Auswertung wird anschließend den Verantwortlichen des Instituts für Qualitätssicherung in Prävention und Rehabilitation sowie den Zuständigen bei der auftraggebenden Krankenkasse vorgestellt. Es dient dann zur etwaigen Modifizierung des Seminars.

4.2 Transfer in den Alltag

Da der Sinn des Seminars darin besteht, das Alltagsverhalten der Teilnehmer positiv zu beeinflussen und hin zu mehr Gesundheitsverhalten hin zu bewegen, hat der Transfer in den Alltag einen besonderen Stellenwert. Es würde keinen Sinn machen, den Leuten ein interessantes und kurzweiliges Seminar anzubieten, dessen Inhalte leider allzu schnell im Alltag untergehen.

Ein wichtiger Punkt ist daher das Verteilen der Handouts während der Module, in denen alles – in leicht verständlicher Form zusammengefasst – nachgelesen werden kann. Hierbei sind auch Notizspalten wichtig, in denen die Seminarteilnehmer ihre während des Seminars gemachten Erfahrungen eintragen können und dem Handout damit eine sehr persönliche Note geben.

Auch bietet es sich an, am Ende der beiden Module, am besten jedoch am Ende des kompletten Kompaktseminars, eine Reflexion für alle Teilnehmer anzuregen, bei der über die gemachten Erfahrungen und Eindrücke gesprochen werden kann. Der Reflexion kommt damit die Funktion einer Rückschau auf die gemachten Erfahrungen zu, zugleich dient sie als Vorausschau, um die Erfahrungen in zukünftige, komplexe Situationen zu integrieren und sie für diese zu nutzen. Hierbei werden die Teilnehmer auch aufgefordert, ganz konkret darzustellen, wie und welche der Empfehlungen sie in ihren Alltag übernehmen und welche Schritte sie in Richtung zu mehr

Gesundheitsverhalten gehen. Führ mehr Compliance könnten sie beispielsweise auch die konkreten Handlungen aufschreiben, die sie zukünftig ausführen werden und dies für sich selbst mit ihrer Unterschrift unterschreiben. Krus (2018, S. 41) schreibt in diesem Zusammenhang, dass sich in der Lernpraxis mittlerweile Lerntagebücher und Portfolios etabliert haben. Ein solches könnte den Teilnehmern ausgehändigt werden mit der Empfehlung, darin aufzuschreiben, wie sich die Ernährung und Bewegung im Alltag gestalten.

Für Reflexions- und Transferaufgaben bieten sich auch E-learning-Formate an (Krus, 2018, S. 40f., S. 82). Hierzu könnte eine Lernplattform im Internet eingerichtet werden, für die die Seminarteilnehmer ein Passwort erhalten, mit dem sie sich einloggen, immer wieder auf die Informationen des Seminars zugreifen und ggf. auch andere Seminarteilnehmer für einen Austausch kontaktieren können.

Außerdem wird vorgeschlagen, ein Telefoninterview mit jedem Teilnehmer nach Abschluss des Seminars zu führen. Dies könnte entweder von den Trainern, oder von erfahrenen Interviewern (beispielsweise über die SPH Hochschule) durchgeführt werden und böte sich in halbstandartisierter Form an. Dadurch könnte der Interviewer sehr offen auf die Befragten eingehen und ihnen viel Raum für Feedback lassen. Dabei sollte auch darauf eingegangen werden, inwiefern die Empfehlungen des Seminars zum Gesundheitsverhalten im Alltag in die Tat umgesetzt werden oder, falls nicht, wo Schwierigkeiten bestehen und wie darauf in zukünftigen Seminaren besser eingegangen werden kann.

5. Fazit und Ausblick

Allein das Aufzeigen des enormen Potenzials, das Ernährung und Bewegung bieten, kann schon Verhaltensänderungen bei Menschen initiieren. So gibt es bereits Erkenntnisse in der Epigenetik, dass gesunde Lebensführung über die Genexpression tatsächlich bestimme krankheitsauslösende Gene abschalten kann. Allein eine derartige Erkenntnis dürfte für viele Menschen, die ihre Gesundheit einfach als „gottgegeben" und unveränderlich hinnehmen, sehr befreiend sein und Grund, sich mehr um eine gesunde Lebensführung zu bemühen.

In Teil *4.2 Transfer in den Alltag* wurden viele Möglichkeiten gezeigt, wie der Transfer der Informationen und Empfehlungen des Seminars in den Alltag besser gelingen kann. Da jedoch immer die Frage im Raum steht, inwiefern einmalige Interventionen tatsächlich Veränderungen initiieren, die von dauerhafter Natur sind, schließt diese Hausarbeit mit der Empfehlung, das Seminar als mehrteilige Einheit stattfinden zu lassen. Kruse (2018, S. 39) schreibt in diesem Zusammenhang, dass die Evaluation von Fort- und Weiterbildungen belege, dass die Nachhaltigkeit und Realisierung von neu erworbenen Erkenntnissen in die Praxis insbesondere in mehrteiligen, längerfristigen Weiterbildungsangeboten gelänge, die zwischen den Input- und Reflexionsmodulen Phasen der konkreten Umsetzung ermöglichten. Dies sollte den Verantwortlichen der Krankenkasse und der SPH Hochschule vermittelt und bei Vorliegen der entsprechenden Mittel bei der Seminarplanung berücksichtigt werden.

Alter, D. A., Bajaj, R. R., Biswas, A., Faulkner, G. E., Mitchell, M. S., Oh, P. I., & Silver, M. A. (2015): "Sedentary Time and Its Association with Risk for Disease Incidence, Mortality, and Hospitalization in Adults: A Systematic Review and Meta-Analysis", Annals of Internal Medicine 162, no. 2: 123-132

Bachl, N., Löllgen, H. & Wismach, J. (2018): Körperliche Aktivität als Medikament. Arzneiverordnung in der Praxis. Band 45 (3). Juli 2018

Blinkert, B. & Klie, T. (2004): Solidarität in Gefahr? Pflegebereitschaft und Pflegebedarfsentwicklung im demographischen und sozialen Wandel. Die „Kasseler Studie", Hannover: Vincentz Network

Bowman, K. (2016): Bewegung liegt in deiner DNA. Wie man lernt, sich wieder natürlich zu bewegen und dadurch gesund wird. München: riva

Brunner, E., Hillsdon M., Marmot, M & Singh-Manoux, A. (2005): "Effects of Physical Activity on Cognitive Functioning in Middle Age: Evidence From the Whitehall II Prospective Cohort Study", American Journal of Public Health 95, no. 12. December 1. pp. 2252-2258

BZgA (2017): Forschung und Praxis der Gesundheitsförderung – Sonderheft 03. Nationale Empfehlungen für Bewegung und Bewegungsförderung

Bühne, D. (2016): Bewegungsmangel – Symptome, Messbarkeit & Folgen. Studienbrief der SRH Fernhochschule. Riedlingen

Daniel, H. & Rehner, G. (2010): Biochemie der Ernährung (3. Auflage). Heidelberg: Springer

Ebermann, R. & Elmadfa, I. (2011): Lehrbuch Lebensmittelchemie und Ernährung (2. Auflage). Wien/New York: Springer

Ekelund, U. (2015): Physical activity and all-cause mortality across levels of overall and abdominal adiposity in European men and women: the European Prospective Investigation into Cancer and Nutrition Study (EPIC). American

Hages, M. & Schubert, R. (2017): Ernährung in verschiedenen Lebensabschnitten (4. Auflage). Studienbrief der SRH Fernhochschule. Riedlingen

Hegar, U. (2017): Konzepte und Methoden gesundheitsorientierter Bewegung. Studienbrief der SRH Fernhochschule. Riedlingen

Herold, E. (2002): Ambulante Pflege – Die Pflege gesunder und kranker Menschen (2. Auflage). Hannover: Schlütersche Verlagsanstalt

Holuscha, A. (1992): Altenpflege in der Familie. Belastungen und Unterstützungen bei pflegenden Angehörigen. Konstanz: Hartung-Gorre

Huber, C. (2009): Pflegende Angehörige. Wien. (Diplomarbeit)

Ilano, J., Low, S. (2017): Overcoming Poor Posture. A Systematic Approach to Redefining Your Posture for Health and Performance. Houston: Battle Ground Creative

Journal of Clinical Nutrition. Vol. 101, PP 613-621

Krus, A. (2018): Qualifikationsprofil Bewegung für Lehrkräfte. Wiesbaden: Springer VS

Lendner, R. (2015). Gesunde Ernährung im Alter. In Vilgis, A., Lendner I., & Caviezel, R. (Hrsg.). Ernährung bei Pflegebedürftigkeit und Demenz. Wien: Springer

Levine, J. A. (2014): Get Up! Why Your Chair Is Killing You and What You Can Do About It. New York: St. Martin's Press

Müller, B. & Streicher, U. (2015): Einflüsse auf die präventiv wirksame Ernährung. Studienbrief der SRH Fernhochschule. Riedlingen

o. V. (2011): Vereinbarkeit von Beruf und Pflege, Respräsentative Befragung deutscher Unternehmen, berufundfamilie gGmbH und GfK (Hrsg.). Frankfurt am Main

Pleyer, B. & Raidl, A. (2018): Ernährung im Alter. Berlin: Springer

Porst, R. (2014): Fragebogen. Ein Arbeitsbuch (4. Auflage). Wiesbaden: Springer VS

Rabast, U. (2010): Gesunde Ernährung, gesunder Lebensstil (2. Auflage). Berlin: Springer

Schwarzer, R. (2004): Psychologie des Gesundheitsverhaltens. Einführung in die Gesundheitspsychologie (3. Auflage). Göttingen: Hogrefe

Segmüller, T., Zegelin, A. & Schnepp, W. (2017): Unterstützung Pflegender Angehöriger im Quartier – Konzeption und Vorgehen im Praxisprojekt „Quartiersnahe Unterstützung pflegender Angehöriger" (Quart-UpA) in Nordrhein-Westphalen. Praxis Klinische Verhaltensmedizin und Rehabilitation. Ausgabe 99

Starrett, K. (2016): Deskbound. Standing Up to a Sitting World. Las Vegas: Victory Belt

Starrett, K. (2018): Werde ein geschmeidiger Leopard. Die sportliche Leistung verbessern, Verletzungen vermeiden und Schmerzen lindern (5. Auflage). München: riva

Zägelein, W. (2013): Move for Life. Gesund durch Bewegung. Berlin/Heidelberg: Springer Spektrum

BARMER. Prognostizierte Anzahl von Pflegebedürftigen in Deutschland nach Bundesländern in den Jahren 2015 bis 2060 (in 1.000). https://de.statista.com/statistik/daten/studie/167654/umfrage/anzahl-pflegebeduerftiger-nach-bundesland-2007-und-2030/ (zugegriffen am 12.03.19 10:28).

https://www.bmel.de/DE/Ernaehrung/GesundeErnaehrung/_Texte/NationaleVerzehrsst udie_Zusammenfassung.html (zugegriffen am 14.03.19 14:41)

Continentale. Privat Pflegende: Welche Art der Pflege würden Sie für sich selbst bevorzugen? https://de.statista.com/statistik/daten/studie/608453/umfrage/umfrage-unter-privat-pflegenden-zur-bevorzugten-pflegeart-fuer-sich-selbst/ (zugegriffen am 12.03.19 15:29)

DAK. Durchschnittliche tägliche Pflegezeit von pflegenden Angehörigen in Deutschland nach Geschlecht im Jahr 2015. https://de.statista.com/statistik/daten/studie/471565/umfrage/durchschnittliche-taegliche-pflegezeit-von-pflegenden-angehoerigen-nach-geschlecht/ (zugegriffen am 13.03.19 08:32)

DAK. Umfrage zur Überforderung durch eine Pflegetätigkeit in Deutschland nach Altersgruppen im Jahr 2015. https://de.statista.com/statistik/daten/studie/481570/umfrage/ueberforderung-durch-eine-pflegetaetigkeit-in-deutschland-nach-altersgruppen/ (zugegriffen am 12.03.19 10:45)

DAK. Gründe für die Übernahme einer häuslichen Pflegeverantwortung in Deutschland nach Altersgruppe im Jahr 2015. https://de.statista.com/statistik/daten/studie/481055/umfrage/gruende-fuer-die-uebernahme-einer-haeuslichen-pflegeverantwortung-in-deutschland/ (zugegriffen am 13.03.19 08:15)

DAK. Verbreitung von Muskel-Skelett-Erkrankungen bei pflegenden Angehörigen in Deutschland im Vergleich zu Nicht-Pflegenden im Jahr 2015. https://de.statista.com/statistik/daten/studie/469918/umfrage/verbreitung-von-muskel-skelett-erkrankungen-bei-pflegenden/ (zugegriffen am 13.03.19 08:43)

DGE. 10 Regeln vollwertiger Ernährung. https://www.dge.de/ernaehrungspraxis/vollwertige-ernaehrung/10-regeln-der-dge/# (zugegriffen am 14.03.19 14:08)

DGE. Lebensmittelpyramide. https://www.dge.de/ernaehrungspraxis/vollwertige-ernaehrung/lebensmittelpyramide/ (zugegriffen am 14.03.19 14:56)

MacVean, M. (2014): "Get Up!" or Lose Hours of Your Life Every Day, Scientist Says," Los Angeles Times. July, 31. https://www.latimes.com/science/sciencenow/la-sci-sn-get-up-20140731-story.html , zugegriffen am 18.03.19 10:09)

Statistisches Bundesamt. Anzahl der Pflegebedürftigen in Deutschland in den Jahren 1999 bis 2017 (in 1.000). https://de.statista.com/statistik/daten/studie/2722/umfrage/pflegebeduerftige-in-deutschland-seit-1999/ (zugegriffen am 12.03.19 10:08).

TK. Anteil der Pflegenden, die die Betreuung pflegebedürftiger Angehöriger allein bewerkstelligen, im Jahr 2014. https://de.statista.com/statistik/daten/studie/461022/umfrage/anteil-pflegender-die-die-pflege-angehoeriger-allein-bewerkstelligen/ (zugegriffen am 13.03.19 08:27)

TK. Umfrage zu Belastungen durch die Pflege eines Angehörigen im Jahr 2014. https://de.statista.com/statistik/daten/studie/457855/umfrage/umfrage-zur-belastungen-durch-die-pflege-eines-angehoerigen/ (zugegriffen am 13.03.19 08:48)

WHO (2010). Global Recommendations on Physical Activity for Health https://www.who.int/dietphysicalactivity/global-PA-recs-2010.pdf (zugegriffen am 17.03.2019 11:06)

Anmerkung der Redaktion: Die Abbildung 7 wurde aus urheberrechtlichen Gründen entfernt.

Abbildung 7: Vollwertige Ernährung nach der DGE (Quelle: Deutsche Gesellschaft für Ernährung e. V., zugegriffen am 24.03.19 16:08)
https://www.dge.de/ernaehrungspraxis/vollwertige-ernaehrung/ernaehrungskreis/

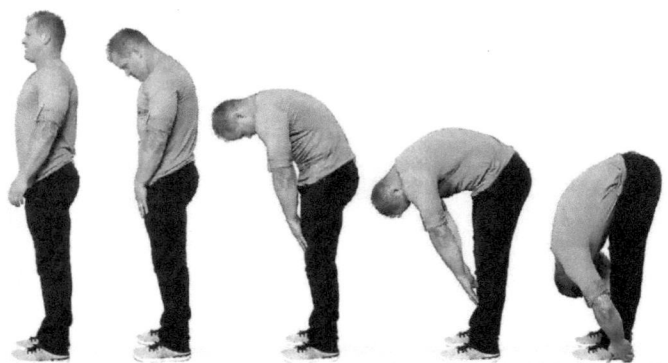

Abbildung 8: Vorbeuge (Quelle: Starrett, 2016, S. 173).

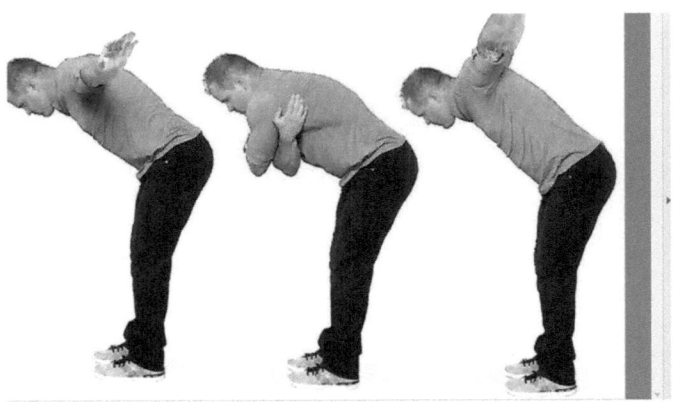

Abbildung 9: Armschwingen „Michael Phelps" (Quelle: Starrett, 2016, S. 177).

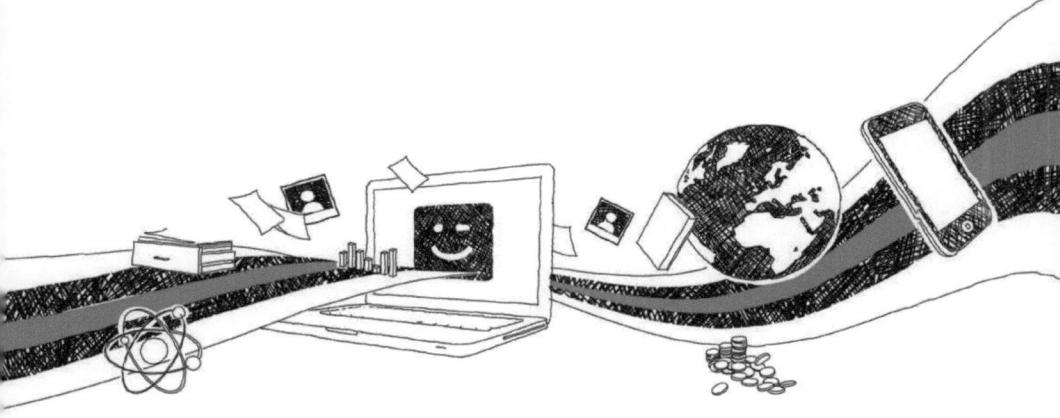
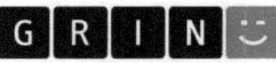